BEI GRIN MACHT SICH IHR WISSEN BEZAHLT

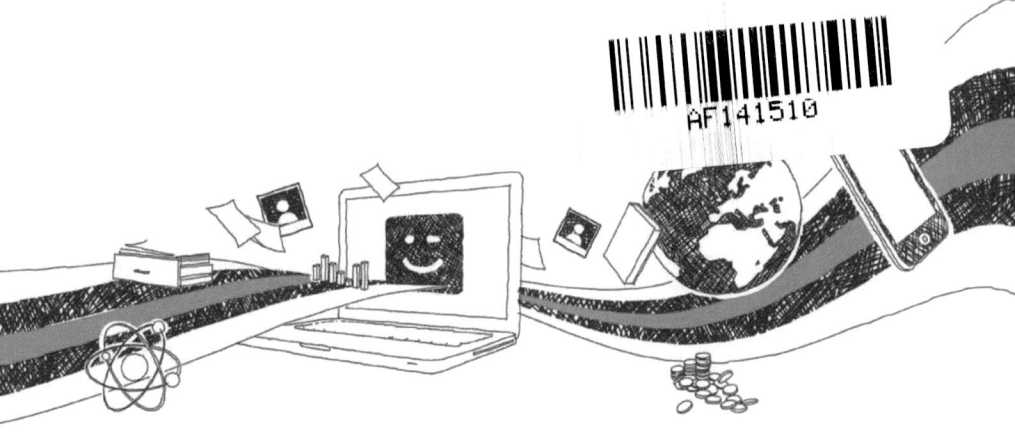

- Wir veröffentlichen Ihre Hausarbeit,
  Bachelor- und Masterarbeit

- Ihr eigenes eBook und Buch -
  weltweit in allen wichtigen Shops

- Verdienen Sie an jedem Verkauf

Jetzt bei www.GRIN.com hochladen
und kostenlos publizieren

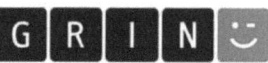

Vicky Tlatlik

Konzepte und Strategien der individuellen Gesundheitsförderung

Planung einer Präventionsmaßnahme nach dem individuellen Ansatz

GRIN Verlag

Bibliografische Information der Deutschen Nationalbibliothek:

Die Deutsche Bibliothek verzeichnet diese Publikation in der Deutschen National-
bibliografie; detaillierte bibliografische Daten sind im Internet über http://dnb.d-
nb.de/ abrufbar.

Impressum:

Copyright © 2013 GRIN Verlag GmbH
Druck und Bindung: Books on Demand GmbH, Norderstedt Germany
ISBN: 978-3-656-88265-7

Dieses Buch bei GRIN:

http://www.grin.com/de/e-book/288064/konzepte-und-strategien-der-individuellen-
gesundheitsfoerderung

GRIN - Your knowledge has value

Der GRIN Verlag publiziert seit 1998 wissenschaftliche Arbeiten von Studenten, Hochschullehrern und anderen Akademikern als eBook und gedrucktes Buch. Die Verlagswebsite www.grin.com ist die ideale Plattform zur Veröffentlichung von Hausarbeiten, Abschlussarbeiten, wissenschaftlichen Aufsätzen, Dissertationen und Fachbüchern.

Besuchen Sie uns im Internet:

http://www.grin.com/

http://www.facebook.com/grincom

http://www.twitter.com/grin_com

Deutsche Hochschule für
Prävention und Gesundheitsmanagement

Konzepte und Strategien der individuellen Gesundheitsförderung

BA Gesundheitsmanagement

Köln

Tlatlik, Vicky

Thema: Planung einer Präventionsmaßnahme nach dem

individuellen Ansatz

Inhaltsverzeichnis

2

3

1 Grundlegende Angaben zum Schwerpunktthema der geplanten Präventionsmaßnahme

1.1 Titel

Die geplante Präventionsmaßnahme trägt den Titel „**Aktiv Vorbeugen - Gesundheit für den Rücken**". Die Intention der Titelauswahl setzt sich aus folgenden Gründen zusammen: Im sportmedizinischen Fachjargon wird Prävention u.a. mit dem Wort „Vorbeugung" übersetzt. „Aktiv" hingegen bedeutet „selbst in einer Sache tätig sein", so dass die Zielgruppe zur eigenständigen Tätigkeit verholfen werden soll, etwas für ihre Rückengesundheit beizutragen. Durch die gezielte Wortwahl wird für jeden Laien ersichtlich, dass es sich um einen Präventionskurs handelt. Es soll bewusst die Rückengesundheit gefördert und die Entstehung bzw. Chronifizierung von Rückenschmerzen vermieden werden.

1.2 Handlungsfeld und Präventionsprinzip

Das Handlungsfeld ist „**Bewegungsgewohnheiten**" und umfasst das Präventionsprinzip „**Vorbeugung und Reduzierung spezieller gesundheitlicher Risiken durch geeignete verhaltens- und gesundheitsorientierte Bewegungsprogramme**".

1.3 Daten zum bestehenden Gesundheitsproblem

Heutzutage weisen Rückenschmerzen und Wirbelsäulenerkrankungen nicht nur eine epidemiologische und medizinische, sondern auch eine gesundheitsökonomische Bedeutung auf (Robert-Koch-Institut, 2012, S. 7). Aufgrund des Rückenleidens kommt es bei den Deutschen zu einer vermehrten Inanspruchnahme des medizinischen Versorgungssystems, zu einer höheren Arbeitsunfähigkeit und zu einer früheren Rente, wegen teilweiser oder sogar voller Erwerbsminderung (Robert-Koch-Institut, 2012, S. 7). So lag 2010 das Muskel-Skelett-System mit 37 % auf Platz 1 der medizinischen Rehabilitation bei Erwachsenen (Techniker Krankenkasse, 2012 S.98). Nicht nur das Muskel-Skelett-System, sondern auch die Erkrankungen mit den längsten Arbeitsunfähigkeitszeiten bei den AOK- Pflichmitgliedern liegen mit Rückenschmerzen im Jahr 2008 mit 14,2 Millionen Arbeitsunfähigkeitstagen (AU-Tage) auf Platz 1, darunter 5,0 Millionen Frauen und 9,2 Millionen Männer (Wissenschaftliches Institut der AOK, 2011). Daneben sind bei Frühberentungen, die Krankheiten, die das Muskel-Skelett-System betreffen, mit knapp 24.000 Rentenzugängen, auf Platz 2 (Deutsche Rentenversicherung Bund, 2012).

Im Jahr 2008 führte Ingo Froböse eine der größten Rückenstudien durch. Die Ergebnisse zeigten, dass die häufigsten Rückenschmerzen zwischen dem 40. und 49. Lebensjahr gefolgt von der Altersklasse 30 bis 39 Jahre auftreten. Diese zwei Lebensphasen weisen bei den meisten Menschen eine hohe berufliche oder familiäre Belastung auf. Sogar 80, 8 % hatten im Zeitraum der Befragung akute Rückenschmerzen. Nach den Angaben der Probanden dauerte die Länge der Rückenschmerzepisoden im Durchschnitt 5,88 Wochen. Von den etwa 60.000 Befragten bezeichneten 76,2 % sich selbst als inaktiv und würden nix aktives für ihre Rückengesundheit tun (Froböse, 2008). Weiter fanden Latza, U., Kohlmann, T., Deck, R. & Raspe, H. (2000, S. 1395) heraus, dass das Risiko für schwere Rückenschmerzen bei Personen mit Hauptschulabschluss sogar etwa dreimal höher ist, als im Vergleich zu Personen mit Abitur. Daraus resultiert, dass Personen, die einen niedrigen Bildungsstatus haben, viel häufiger an Rückenschmerzen leiden, als im Vergleich zu Personen mit einem hohen Bildungsstatus. Tabelle 1 zeigt die wahrscheinlichen und unwahrscheinlichen Risikofaktoren für unspezifische Rückenschmerzen bei Erwachsenen auf:

Tab. 1: Risikofaktoren für unspezifische Rückenschmerzen bei Erwachsenen (modifiziert aus Lühmann, 2005)

Risikofaktorstatus wahrscheinlich	Risikofaktorstatus unwahrscheinlich
soziale Faktoren	
• Schichtzugehörigkeit: Zusammenhang zu Ausfallzeiten am Arbeitsplatz wegen Rückenschmerzen • Ausbildungsniveau	• kultureller Hintergrund (Status unklar) • familiärer und sozialer Rückhalt (Studienergebnisse unklar) • Arbeitslosigkeit (ggf. Zusammenhang mit Leistungsinanspruchnahme)
psychologische Einflussfaktoren	
• Depression/Depressivität • psychische Beeinträchtigung („Disstress") • Furchtvermeidungsdenken, Katastrophisieren • sexueller und körperlicher Missbrauch	• Intelligenz und Persönlichkeitsmerkmale („Schmerzpersönlichkeit")
individuelle biologische und verhaltensabhängige Merkmale	

• vorangegangene Episode von Rücken-schmerzen • beeinträchtigende Komorbidität • Rauchen	• Alter, Geschlecht, Körpergröße (Studien-ergebnisse unklar)
arbeitsplatzbezogene Risikofaktoren	
• Ganzkörpervibration • Bücken und Drehen • Material- und Patientenbewegung: Heben, Tragen, Schieben, Ziehen • psychosoziale Arbeitsplatzbedingungen (Arbeitszufriedenheit, soziale Unterstüt-zung am Arbeitsplatz)	
physiologische Einflussgrößen: Muskelkraft, Haltung, Topographie	
	• körperliche Fitness • Rumpfmuskulatur • Beweglichkeit der Wirbelsäule • Kraftausdauer der Rumpfmuskulatur • Auffälligkeiten in der 3-D-Darstellung der Rückenoberfläche

Zusammenfassend ist festzustellen, „dass etwa 60-80 % der Erwachsenden über Rückenscherzen klagen" (Robert-Koch-Institut, 2012, S. 19) und Rückenschmer-zen mittlerweile ein weitverbreitetes, gesellschaftliches Problem darstellt.

1.4 Forschungsergebnisse zum Thema

Im Folgenden werden zwei wissenschaftliche Studien herangezogen, die als Wirksamkeitsbeleg bzw. als Evidenzbasierung für die geplante Präventionsmaß-nahme dienen.

1.4.1 Die neue Rückenschule Ergebnisse zur Wirksamkeit-Fazit für die Praxis

Die Studie untersucht ein neues biopsychosoziales Rückenschulkonzept, welches Ergebnisse zur Wirksamkeit nachweisen soll.

Tab. 2: Wirksamkeitsbeleg-Studie 1

Wer hat die Studie durchgeführt?	Tutzschke, R., Borys, C., Nodop, B., Anders, C., Rößler, O., Strauß, B., Scholle, H.-C.
Titel der Studie?	Die neue Rückenschule Ergebnisse zur Wirksamkeit-Fazit für die Praxis
In welchem Jahr und	2013 in „Die Säule"

wo publiziert?	
Versuchspersonen	An der Studie nahmen 88 Teilnehmer ($\male+\female$) mit einem Durchschnittsalter von 47,2 Jahren teil. Davon waren 79,5 % berufstätig 67 % hatten Abitur oder Fachhochschulreife.
Versuchsaufbau	Die Intervention der Rückenschule erfolgte über 12 Wochen à 1,5 Stunden. Die Teilnehmer wurden in eine Intervention- und eine Kontrollgruppe geteilt. Inhalte in der Rückenschule waren nicht nur Kondition und Koordination, sondern darüber hinaus Wissensvermittlung, Körperwahrnehmung, Haltungsschulung und eine Zielbindung auf die Nachhaltigkeit. Es wurden psychologische (mittels Fragebogen) und biologische Daten (mittels OEMG) untersucht. Es wurde ein Vorher-Nachher-Test sowie ein Test nach drei und 12 Monaten nach Beendigung der Rückenschulintervention durchgeführt.
Ergebnisse und Schlussfolgerungen	**Ergebnisse** 12 Monate nach der Beendigung der Rückenschulintervention wurden folgende psychologisch signifikante Veränderungen festgestellt: Reduzierung der Schmerzintensität, Verbesserung der körperlichen Funktionsfähigkeit, Abnahme des Angst-Vermeidungsverhaltens bzgl. körperlicher Aktivität, Anstieg der internalen krankheitsbezogenen Kontrollüberzeugungen, Reduktion der Depressivität und Reduzierung passiver Schmerzbewältigungsstrategien Biologische Daten: dynamische Belastung = signifikante Unterschiede für M. multifidus (6,9 %) statische Belastung = der M.biceps femoris und der M. rectus femoris zeigten signifikante Unterschiede zur Kontrollgruppe **Schlussfolgerung:** Das neue biospsychosoziale Konzept der Rückenschule stellt einen langfristigen Wirkungsnachweis dar. Den Teilnehmern soll vermehrt zur Selbstaufmerksamkeit und Selbstwirksamkeit sowie zur Eigenverantwortlichkeit verholfen werden.

1.4.2 Neue Ansätze in der Rückenschule?
Effekte einer therapeutischen Rückenschule mit integrativem propriozeptiv-koordinativen Training

In der zweiten Studie werden speziell die Einflüsse der propriozeptiven und koordinativen Fähigkeiten auf ein Rückschulprogramm untersucht.

Tab. 3: Wirksamkeitsbeleg-Studie 2

Wer hat die Studie durchgeführt?	Streicher, H.		
Titel der Studie?	Neue Ansätze in der Rückenschule? Effekte einer therapeutischen Rückenschule mit integrativem propriozeptiv-koordinativen Training		
In welchem Jahr & wo publiziert?	2005 in „Deutsche Zeitschrift für Sportmedizin"		
Versuchspersonen	Interventionsgruppe 1	Interventionsgruppe 2	Wartekontrollgruppe
Anzahl	23 ($7\male/16\female$)	18 ($6\male/12\female$)	15 ($9\male/6\female$)

7

Alter in Jahren	52,78 ± 6,10	52,00 ± 5,38	51,37 ± 6,52
- berufstätig	13 (56,53 %)	12 (66,66 %)	13 (56,53 %)
- berentet	8 (34,78 %)	5 (27,77 %)	8 (34,78 %)
- arbeitslos	2 (8,69 %)	1 (5,57 %)	2 (8,69 %)
- allein lebend	3 (13,04 %)	4 (22,22 %)	2 (13,33 %)
- mit Partner	20 (86,96 %)	14 (77,78%)	13 (86,67 %)
Versuchsaufbau	Ziel der Studie war es, die Effekte einer propriozeptiv-koordinativen Rückenschule an chronischen Rückenschmerzpatienten mit dem klassischen Ansatz zu vergleichen. In einer 6-monatigen Untersuchung wurden drei verschiedene Gruppen gebildet. Die erste Gruppe war eine Interventionsgruppe, die ein Rückenschulprogramm mit modifizierten Inhalten durchführte. Die zweite Gruppe, war ebenfalls eine Interventionsgruppe, die hingegen eine therapeutische-rehabilitativen Rückenschule mit bekannten Inhalten in konventioneller Form absolvierte. Die dritte und letzte Gruppe bildete eine Wartegruppe, die keins der Rückenschulprogramme durchlief. Mit einem Vorher-Nachher-Test wurden folgende Parameter untersucht: Die Schmerzsituation (visuelle Verhaltensbeobachtung), die Konstanten der motorischen Leistungsfähigkeit (Bewegungskoordinationstest, postugorafische Messungen, Kraftniveau der Rumpfflexoren und -extensoren) sowie die Körperhaltung (mittels Verhaltensbeobachtung).		
Ergebnisse und Schluss-folgerungen	**Ergebnisse:** Schmerzsituation = signifikanter Rückgang (p < 0,001) bei IVG* 1+2 Vehaltensschulung = keine signifikanten Veränderungen koordinative Fähigkeiten = signifikante Verbesserung der IVG 1 konditionelle Fähigkeiten = signifikante Verbesserungen (p <0,001) des Kraftniveaus in beiden Gruppen **Schlussfolgerung:** Die Schulung der propriozeptiven und koordinativen Fähigkeiten sollte in die Rückenschule intergiert und zu einem festen Bestandteil werden.		

(*Abkürzung IVG = Interventionsgruppe)

1.5 Zielgruppe

Die Zielgruppe bezieht sich auf Erwachsene im mittleren Alter zwischen 30 und 50 Jahren. Unabhängig des Familienstandes werden erwerbstätige Männer und Frauen, die ein geringes bis durchschnittliches Einkommen haben und über einen niedrigen bis mittleren Bildungsstand verfügen, bevorzugt. Darüber hinaus werden Personen angesprochen, die bereits innerhalb des letztens Jahres an erlebten Rückenschmerzepisoden gelitten und ein selbsteingeschätztes hohes Risiko aufweisen, an Rückenschmerzen zu erleiden (vgl. Tab. 1). Die Zielgruppe weist einen bewegungsarmen Lebensstil auf, d.h. sie sind weniger als 2 Stunden pro Woche. körperlich aktiv. Das Ernährungsverhalten sollte normal ausgeprägt sein, dagegen ist ein übermäßiger Konsum von Tabak oder Alkohol eher unerwünscht. Eine ausreichende Motivation ist Grundvoraussetzung für die Teilnehmer, um die

Compilance (das kooperative Verhalten) während des Kurses zu sichern. Die Kontraindikation und Ausschlusskriterien zur Teilnahme am Rückenschulkurs sind: manifeste oder akute Erkrankungen des Bewegungsapparats (z.b. Bandscheibenvorfall), Stoffwechsel- und neurologische Erkrankungen sowie ein BMI über 26. Sollte eine der o.g. Erkrankungen zutreffen, berechtigt eine Abklärung beim Arzt mit einer ärztlichen Bescheinigung die Teilnahme. Zur Durchführung des Rückenkurses ist ein zeitlicher Verfügungsrahmen von 90 Minuten pro Woche und folgende Teilnehmermotive bzw. Ziele und Beweggründe der Teilnehmer maßgebend:

⇨ Rückenschmerzen vorbeugen und/oder lindern

⇨ Rückenmuskulatur stärken und eigenständig Übungen durchführen können

⇨ Tipps und Tricks für einen rückengerechten Alltag erlernen

⇨ Handlungskompetenzen und Hintergrundwissen erlangen

⇨ neue soziale Kontakte knüpfen

1.6 Übergeordnete Ziele

Im Folgenden werden drei übergeordnete Ziele genannt, die im Rahmen des Kurskonzeptes erreicht werden sollen.

1.6.1 Einstellung und Verhalten

Kurskonzepte sind erfolgversprechend, wenn sie Informationen und Strategien beinhalten, die zur „Vermittlung von Wissen über Hintergründe und dem Umgang mit Rückenschmerzen sowie zum Aufbau von individuellen Verhaltens- und Handlungskompetenzen in Rückenschmerzepisoden" beitragen (Pfeifer, 2007, S. 15).

1.6.2 Hinführung und Bindung zur körperlichen/gesundheitssportlicher/ eigenständig durchgeführten Aktivität

Die Hinführung zu und die Bindung an eine regelmäßig und eigenständig durchgeführten Bewegungsaktivität nimmt einen hohen Stellenwert in Bewegungsprogrammen ein. Denn nur, wenn es den Teilnehmer gelingt nachhaltig ein dauerhaftes sowie selbst gesteuertes, körperliches Training auszuüben, kann die Rückengesundheit auf lange Sicht erreicht und aufrechterhalten werden (Pfeifer, 2007, S. 13).

1.6.3 Verbesserung der gesundheitsbezogenen Fitness sowie die Vermeidung oder Reduzierung von Risikofaktoren

Im Hinblick auf die Bewältigung von physischen Risikofaktoren bzw. Beschwerden stellt die Verbesserung der allgemeinen körperlichen Fitness ein Grundgerüst dar. Speziell die Verbesserung von Maximalkraft und Kraftausdauer der Rückenbzw. Rumpfmuskulatur zur Stabilisation des Rückens bedeutsam (Pfeifer, 2007, S. 13). Außerdem werden die psychischen Belastungen durch die Vermittlung von Handlungs- und Effektwissen (z.b. durch das Erlernen von Entspannungsverfahren) berücksichtigt. Schlussendlich kann erst das Wissen über die Gefahren für die Entstehung von Rückenschmerzen zur Schaffung des Problembewusstseins beitragen und damit einhergehend die Behebung und Bewältigung des Problems lösen (Uhle & Treier, 2011, S. 125).

2 Inhaltlich-organisatorische Grobplanung des Kurskonzeptes

Die Tabelle 4 stellt einen Überblick über die inhaltlich-organisatorische Grobplanung des Rückenschul-Kurskonzepts dar.

Tab. 4: Grobplanung des Rückenschul-Kurskonzepts

Kursinhalte	⇨ Informations- und Wissensvermittlung zum Thema Wirbelsäule, Rückenschmerzen und Bewegung ⇨ Durchführung von Funktionsgymnastik d.h. Kraft-. Beweglichkeits-, und Koordinationsübungen, kleine Spiele und Übungen zur Haltungs- und Bewegungsschulung ⇨ Entspannungsmethoden, Übungen zur Körperwahrnehmung ⇨ Aufbau von Strategien und Hinweise zur Verhaltens- und Verhältnisprävention sowie zur Stress- und Schmerzbewältigung
Gesamtdauer	10 Wochen
Anzahl und Dauer der Kurseinheiten (KE)	10 Einheiten (1x wöchentlich) à 90 Minuten + Termin für Eingangs-und Ausgangsuntersuchung Start 08.01.14, mittwochs von 18.00 - 19.30 Uhr
Zeitaufteilung von Theorie- & Praxiseinheiten	15 % Theorie 85 % Praxis

Teilnehmerzahl	maximal 12 Teilnehmer (geschlossene Trainingsgruppe)
Ressourcen	⇨ Räumlichkeit: Sport- oder Gymnastikraum ca. 120 m² ⇨ Medien: Beamer und Laptop, Musikanlage ⇨ Teilnehmerunterlagen: Bewegungstagebuch, Eingangs- und Ausgangsfragebögen, Kontraindikationsbogen, Borg-Skala, Handout ⇨ Geräte und sonstige Hilfsmittel: Gymnastikbälle, Therabänder, Matten, Keilkissen, Decken, CDs mit Musik, Skelett für Theorie
Anzahl & Qualifikation des Betreuungspersonals	⇨ 1 qualifizierte/r Übungsleiter/in und Vertretung im Krankheitsfall ⇨ Qualifikation: zugelassendes Bewegungspersonal nach § 20 SGB V mit Zusatzqualifikation „Rückenschullizenz"
Kursanbieter	kommerzieller Anbieter (Gesundheitszentrum)

3 Inhaltlich-methodische Detailplanung des Kurskonzeptes

Das Kurzkonzept ist so aufgebaut, dass in jeder Stunde ein Themenschwerpunkt behandelt wird. In der Regel stehen die vermittelten kognitiven Lerninhalte in Beziehung zu den motorischen Lerninhalten (Pfeifer, 2007, S. 22). So dass die erlernten theoretischen Inhalte in die Praxis verknüpft, umgesetzt und vertieft werden können.

Die bereits in Kapitel 1.6 genannten, übergeordneten Ziele stellen das Grundgerüst und die Struktur des Kurskonzeptes dar. Damit diese Ziele erreicht werden, bedarf es einer genaueren Betrachtung, wodurch folgende Teilaspekte zum Tragen kommen (Pfeifer, 2007, S. 17):

Ziel 1) Einstellung und Verhalten

⇨ positive Einstellung zur körperlichen Aktivität im Bezug auf das Angstvermeidungsverhalten durch Aufbau von Strategien für den Umgang mit Rückenschmerzen

⇨ Reduktion von psychischen Belastungen durch Entspannungsverfahren

⇨ aktive Stabilisation und Reduktion von Beanspruchungen des Rückens bei belasteten Bewegungen und Haltungen

Ziel 2) Hinführung zu körperlich/gesundheitssportlicher Aktivität

⇨ allgemeine, positive Einstellung zur körperlichen Aktivität durch Übungen zur Körperwahrnehmung und bewusste Wahrnehmung von Körperspannungen

⇨ Aufbau von Bewegungskompetenz durch das Erlernen von einfach durchführbaren funktionsgymnastischen Übungen

⇨ Aufbau von Steuerungskompetenz durch das subjektive Belastungsempfinden oder die Nutzung von Trainingsplänen zur Selbstbeobachtung

⇨ Aufbau von Entscheidungskompetenz durch das Erlernen von Hintergrundwissen zur Adaptation des Organismus beim Training

Ziel 3) Verbesserung der gesundheitsbezogenen Fitness

⇨ Verbesserung der Rückenmuskulatur durch gezielte Übungsformen

⇨ Verbesserung der Koordination durch ein sensomotorisches Training (Propriozeption)

⇨ Verbesserung der allgemeinen körperlichen Fitness durch gezielte Ausdaueraktivitäten und Beweglichkeitsübungen

⇨ Aufbau von Kooperationen zu örtlichen Sportvereinen, Volkshochschulen etc.

Die Teilnehmer der Zielgruppe weisen einen bewegungsarmen Lebensstil auf (weniger als 2 Stunden pro Woche körperlich aktiv), wodurch die motorischen Kompetenzen niedrig eingestuft werden. Aus diesem Grund erfolgt die Vermittlung der praktischen Kursinhalte für die Teilnehmer anschaulich, d.h. mit kurzen und einfachen Sätzen und mit einer exakten Demonstration des Kursleiters (Kempf, 2010, S. 34). Die motorischen Anforderungen sind für die Teilnehmer so gewählt, dass die Ausführung der Übungen eine positive Bewegungserfahrung ermöglicht und die Übungen als anspruchsvoll erlebt werden. Eine Überbeanspruchung oder Überforderung sollte in jegliche Hinsicht vermieden werden, da das Angstvermeidungsverhalten durch bereits erlebte Rückenschmerzepisoden wieder in Erinnerungen gerufen werden (Pfeifer, 2007, S.22).

Entsprechend des niedrigen Bildungsniveaus sind das Hintergrund-, das Effekt-, das Handlungs- sowie das Transferwissen in den Alltag logisch und leicht verständlich aufeinander aufgebaut (Kempf, 2010, S. 35).

Die Methode des Lehrverfahrens erfolgt in der Praxis hauptsächlich über das deduktive Verfahren, d. h. der Kursleiter gibt die Übung vor und die Teilnehmer führen diese mit Korrekturhilfen durch den Kursleiter aus. Dadurch soll vermieden werden, dass sich die Teilnehmer falsche Bewegungsausführungen einprägen und diese in den Alltag übernehmen. In der Theorie wird sowohl das deduktive als auch das induktive Lehrverfahren gewählt. Induktiv bedeutet zunächst, dass der Kursleiter den Teilnehmern eine Aufgabe stellt und die diese anschließend eigenständige Lösungen finden (Kempf, 2010, S.35). Dementsprechend wird die Vermittlung von Hintergründen wie z.b. die Anatomie der Wirbelsäule oder die Funktion der Bandscheiben im deduktiven Verfahren durchgeführt. Dagegen werden die Teilnehmer bei der Entwicklung von Strategien aktiv mit einbezogen wie z.b. bei Strategien zur Schmerzbewältigung oder beim Kennenlernen verschiedener gesundheitsfördernden Aktivitäten.

Besonders der Aspekt der Differenzierung nimmt einen hohen Stellenwert in der Kurskonzeption ein. Die Stundeninhalte und die praktischen Übungen sind so geplant, dass der Kursleiter auf die verschiedenen Voraussetzungen und die individuellen Bedürfnisse der Teilnehmer eingehen kann. Dabei sind sowohl in der Theorie als auch in der Praxis folgende Prinzipen zu beachten: vom Leichten zum Schweren z.B. durch Veränderung des Hebels oder des Wiederstandes, vom Einfachen zum Komplexen z.B. von statischen zu dynamischen Übungen und vom Bekannten zum Unbekannten z.B. durch die Überprüfung der Kenntnisse (Kempf, 2010, S. 34).

Im Bezug auf die zwei oben aufgeführten Studien (Tab. 2 und 3) werden nicht nur Konditionsfähigkeiten, wie Kraft und Beweglichkeit, sondern auch die propriozeptiven und koordinativen Fähigkeiten, wie z.b. das Gleichgewicht, geschult und in das Trainingsprogramm involviert (Streicher, 2005). Weiter wird vermehrt auf die Selbstaufmerksamkeit und Selbstwirksamkeit sowie zur Eigenverantwortlichkeit Bezug genommen, welche durch eine gezielte Wissensvermittlung, eine Haltungsschulung und eine Zielbindung auf die Nachhaltigkeit näher gebracht und vermittelt werden soll (Tutzschke, et al., 2013). Die Selbstaufmerksamkeit wird durch das Führen eines Bewegungstagebuches (Anhang 13) gezielt verbessert. Daneben sollen durch die Ausführung von Hausaufgaben die Bewusstheit zur Eigenverantwortlichkeit positiv beeinflusst werden. Speziell auf die Nachhaltigkeit bzw. die Dokumentation und die Evaluation wird in Kapitel 4 detaillierter eingegangen.

Tabelle 5 zeigt die Detailplanung des Kurskonzeptes mit den Themenschwerpunkten der einzelnen Stunden und den jeweiligen Lernzielen und – inhalten in der Praxis und der Theorie. Darüber hinaus werden methodische Aspekte, Hinweise zur Durchführung und verschiedene Medien und Materialen für die Stundendurchführung genannt.

Tab. 5: Detailplanung des Kurskonzeptes

Trainingseinheit 1	
Themen-Schwerpunkte	Schaffung positiver Ausgangsbedingungen und Aufbau der Motivation zum Änderungsverhalten sowie die Wahrnehmung und das Bewusstsein erzeugen
Theorie	
Lernziel	- Begrüßung, Kennenlernen der TN und positive Stimmung schaffen - Erarbeitung Kurszielsetzung - Wissensvermittlung von Ursachen und Risikofaktoren von Rückenschmer-zen sowie Verbreitung von Rückenschmerzen, Risiken besser einschätzen
Lerninhalt	- Vorstellung des Programms und Hinführung zur Thematik - Organisatorisches (Listen, Abwesenheit klären, Bescheinigungen, Hinwei-se/Inhalte und Ablauf des Kurses etc.) - Erwartungen, Erfahrungen, Fragen und Zielsetzung der TN - Ursachen und Risikofaktoren von Rückenschmerzen
Methode	- Kleingruppeninterview - Wissensvermittlung durch Kursleiter - Erfahrungen, Erwartungen und Fragen werden in der Gruppe gesammelt - Hausaufgabe: TN schreiben ihre eignen Erwartungen und Ziele auf und bringen sie nächste Stunde mit
Hinweise zur Durchführung	- Fragen an die Gruppe, Sammlung von Meinungen der TN, Einbau von Fachinfos zu Ursachen v. Risikofaktoren
Praxis	
Lernziel	- Kennenlernen der TN, positive Stimmung schaffen - Vermittlung von positiven Bewegungserfahrungen - Wahrnehmung der Wirbelsäule bzw. der Rückenmuskulatur - Erlernen erster funktionsgymnastischer Übungen zur Mobilisation und Sta-bilisation der Wirbelsäule - Vermittlung von einfachen Entspannungsmöglichkeiten, Aufbau von Hin-tergrundwissen
Lerninhalt	- Bewegungs- und Spielformen zum Kennenlernen - Durchführen erster wahrnehmungs- und funktionsgymnastischer Übungen (max. 8 Stück) - Phantasiereise
Methode	- Durchführung v. Spiel- und Übungsformen mit der Gruppe, positive Wahr-nehmungs- und Bewegungserfahrungen

Hinweise zur Durchführung	- Übungen: Demonstration durch KL, verbale Anweisungen, TN führen Übungen unter Anleitung und Korrektur des KL durch - Nutzung der Borg-Skala zur Einschätzung und Schulung des subjektiven Belastungsempfindens - KL gibt Hilfestellungen und Korrekturen
Medien für Praxis (P) & Theorie (T)	- Beamer & Laptop, Folie aktuelle Zahlen zur Prävalenz v. Rückenschmerzen - Fragebögen und Stifte, Borg-Skala (Anhang 1) - Musik, Matten, Geschichte Phantasiereise

Trainingseinheit 2

Themen-Schwerpunkte	Theorie (T): Anatomie und Funktion der Wirbelsäule im Zusammenhang mit Rückenschmerzen und Wirbelsäulenerkrankungen Praxis (P): Bewegungsmöglichkeiten der WS und Übungen zur aufrechten Haltung kennenlernen

Theorie

Lernziel	- Funktion und Anatomie der Wirbelsäule am Skelett - Zusammenhang zw. Rückenschmerz & Wirbelsäulenerkrankungen - Überblick über Bewegungen im Alltag verschaffen
Lerninhalt	- Rückblick auf die 1. Stunde und Erfahrungsaustausch (z.B. positive Erlebnisse oder aufgetretene Schwierigkeiten) - Einsammeln der Kursziele und – erwartungen der TN - Erläuterung der Zusammenhänge Rückenschmerzen und WS-Erkrankungen - Erläuterung des bio-psycho-sozialen Modells von Rückenschmerz - Einführung: Bewegungstagebuch, Hausaufgabe: Bewegungstagebuch führen
Methode	- Gesprächsrunde - Wissensvermittlung durch KL
Hinweise zur Durchführung	- Klärung „unspezifischer Rückenschmerz" im Vergleich zu „spezifischen Rückenschmerzen"

Praxis

Lernziel	- Bewegungsmöglichkeiten der Wirbelsäule wahrnehmen und erlernen - Bewusstseinsschulung zur aufrechten Haltung (Selbstbeobachtung) - Erlernen von propriozeptiven Übungen - Erlernen von Stabilisierungs- und Kräftigungsübungen zur eigenständigen Durchführung von Bauch- und Rückenmuskulatur - Erlernen von Beweglichkeits- bzw. Dehnungsübungen
Lerninhalt	- Durchführung von propriozeptiven Übungen - Durchführung der Bewegungsmöglichkeiten der Wirbelsäule (Flexion/Extension/Lateralflexion) - Übungen zur aufrechten Haltung sowie zur Stabilisierung und zur Kräftigung der Bauch- und Rückenmuskulatur, ohne Kleingeräte - Übungen zur Beweglichkeit und Dehnung der Rückenmuskulatur (Schwerpunkt LWS-Bereich)
Methode	- KL beobachtet die TN während den Übungen und verbessert durch Korrektur das Bewegungsverhalten - Übungen: Demonstration durch KL, verbale Anweisungen, TN führen

	Übungen unter Anleitung und Korrektur des KL durch - Durchführen der Beweglichkeits- und Dehnungsübungen
Hinweise zur Durchführung	- Vorteile der aufrechten Haltung nennen, Aufforderung der TN zur Selbstbeobachtung im Alltag
Medien P&T	- Beamer, Laptop, Matten, Musik, Wirbelsäulen-Skelett

<table>
<tr><td colspan="2" align="center">Trainingseinheit 3</td></tr>
<tr><td>Themen-Schwerpunkt</td><td>T: Aufbau und Funktion der Bandscheiben & der Rückenmuskulatur
P: Kennenlernen und Vermittlung von Entspannungsübungen für eine positive Wahrnehmung von Körperspannungen</td></tr>
<tr><td colspan="2" align="center">Theorie</td></tr>
<tr><td>Lernziel</td><td>- Vermittlung von Wissen zur Funktion der Bandscheibe sowie zur Wichtigkeit der Rückenmuskulatur zur Haltung, Bewegung & Stabilisation</td></tr>
<tr><td>Lerninhalt</td><td>- Rückblick auf die 2. Stunde und Erfahrungsaustausch
- Weiterführung und Einblick in das Bewegungstagebuch
- Funktion der Bandscheibe (Ernährung der Bandscheibe durch Bewegung)
- Information zur Funktion der Rückenmuskulatur und muskuläre Verspannungen der Wirbelsäule</td></tr>
<tr><td>Methode</td><td>- Wissensvermittlung durch KL</td></tr>
<tr><td>Hinweise zur Durchführung</td><td>- vereinfachte Darstellung der Pufferfunktion der Bandscheibe durch das „Schwammprinzip"
- positive Inhalte nennen und Angstverhalten meiden
- Muskulatur: Aufgabe, die Wirbelsäule bei Bewegungen und Belastungen zu stabilisieren</td></tr>
<tr><td colspan="2" align="center">Praxis</td></tr>
<tr><td>Lernziel</td><td>- Festigung der erlernten Übungen v. Bauch-, Rückenmuskulatur sowie Erlernen weiterer Kräftigungsübungen von Bauch-, Rücken-, & Beinmuskulatur
- Steigerung des Wohlbefindens durch Entspannungsübungen
- Erlernen des Entspannungsprinzips der Progressiven Muskelrelaxation</td></tr>
<tr><td>Lerninhalt</td><td>- Wiederholung und Ergänzung von zwei bis 3 weiterer funktionsgymnastischen und Kräftigungsübungen der Bauch-, Rücken-, und Beinmuskulatur
- Mobilisation und Dehnung der beanspruchen Muskulatur
- Schmerzwahrnehmungsübung und Einführung in die Progressive Muskelrelaxation (4 Muskelgruppen)</td></tr>
<tr><td>Methode</td><td>- Übungen: Demonstration durch KL, verbale Anweisungen, TN führen Übungen unter Anleitung und Korrektur des KL durch
-Lenkung der Wahrnehmung auf gezielte Bereiche</td></tr>
<tr><td>Hinweise zur Durchführung</td><td>- Information zu den Übungen für das Handlungs- und Effektwissen
- Schwierigkeitsgrad steigern durch subjektives Belastungsempfinden („etwas schwer" bis „schwer")- Selbstkontrolle</td></tr>
<tr><td>Medien T & P</td><td>Beamer, Laptop, Matten, Musik, evtl. Skelett, Text PR-Muskelrelaxation</td></tr>
<tr><td colspan="2" align="center">Trainingseinheit 4</td></tr>
<tr><td>Themen-Schwerpunkte</td><td>T: Information zur Belastungsanpassung und Belastungssteuerung des Körpers bei körperlicher Aktivität
P: Verbesserung von Kraft und Kraftausdauer der Rücken- und Rumpfmusku-</td></tr>
</table>

16

	latur zur Stabilisation des Rückens und Hinführung zu einem eigenständigen Training
Theorie	
Lernziel	- Vermittlung von Handlungswissen der Trainingssteuerung
Lerninhalt	- Rückblick auf die 3. Stunde und Erfahrungsaustausch - Weiterführung und Einblick in das Bewegungstagebuch - Hinweise und Erläuterung der Grundsätze zur Trainingssteuerung - Trainingsplan für zu Hause entwickeln, Hausaufgabe: TP zu Hause ausüben
Methode	- Erläuterung durch KL gemeinsam mit der Gruppe
Hinweise zur Durchführung	- Nutzung eines Trainingsplans mit gezielter Übungsbeschreibung und Trainingssteuerung, dadurch Fortschritte ersichtlich
Praxis	
Lernziel	- Körperwahrnehmung verbessern - Erlernen und Festigen von funktionsgymnastischen, koordinativen und kräftigenden Übungen zur Stärkung der Rumpfmuskulatur bzw. zur Stabilisierung des Rückens - selbstständige Durchführung der Übungen (zu Hause) - Fortführen der Entspannungsmethode
Lerninhalt	- Vermittlung von funktionsgymnastischen und koordinativen Übungen sowie Übungen zur Stärkung der Muskulatur mit dem Theraband - Wiederholung und Erweiterung der Progressiven Muskelrelaxation
Methode	- Hinweise zur Trainingsdurchführung - Demonstration durch KL, verbale Anweisungen durch KL, Durchführung der Übungen von TN mit Korrektur durch KL
Hinweise zur Durchführung	- Nach den vier Einheiten wird aus den bisher durchgeführten Übungen ein Trainingsprogramm für zu Hause erstellt.
Medien P&T	- Trainingsplan zur Dokumentation von Übungsintensitäten- und wiederhohlungen, Borg-Skala, Therabänder
Trainingseinheit 5	
Themen-Schwerpunkt	T: Kennenlernen von verschiedenen gesundheitsförderender Aktivitäten P: Verbesserung der allgemeinen körperlichen Fitness
Theorie	
Lernziel	- verschiedene gesundheitsbezogene Aktivitäten kennenlernen und beurteilen können
Lerninhalt	- Rückblick auf 4. Stunde und Erfahrungsaustausch vom durchgeführten Trainingsprogramm von zu Hause - formulierte Ziele aus Stunde 1 nochmal austeilen, Überblick verschaffen, mit nach Hause nehmen und überarbeiten (bisherige Erfahrungen, Veränderungen notieren) - Informationen über verschiedene sportliche und gesundheitsfördernde Aktivitäten wie z.B. Walking, Schwimmen, Radfahren, Laufen etc.
Methode	- Wissensvermittlung über KL und Einbezug der TN über weitere sportliche Aktivitäten
Hinweise zur	- Es sollte geklärt werden, welche sportlichen Aktivitäten fördernd oder weniger fördernd sind.

Durchführung	
	Praxis
Lernziel	- Verbesserung der körperlichen Fitness, erst bei regelmäßiger Ausübung - Wahrnehmung und Kräftigung der Tiefenmuskulatur - Umsetzung der bereits erlernten Bewegungs- und Steuerungskompetenzen - Festigung der Progressiven Muskelrelaxation
Lerninhalt	- Durchführung von Ausdaueraktiviten wie Walken, Laufen etc. - funktionsgymnastische Übungen mit dem Flexibar - Durchführung: Progressive Muskelrelaxation
Methode	- Demonstration durch KL, verbale Anweisungen durch KL, Durchführung der Übungen von TN mit Korrektur durch KL
Hinweise zur Durchführung	- Dokumentationsblatt zum Mitschreiben von Übungen
Medien P&T	Beamer & Laptop, Matten, Flexibar, Dokumentationsblatt

Trainingseinheit 6	
Themen-Schwerpunkt	T: Strategien zur Schmerzbewältigung P: praktische Handlungsmöglichkeiten zur Schmerzbewältigung
	Theorie
Lernziel	- Schmerzbewertung
Lerninhalt	- Rückblick auf die 5. Stunde und Erfahrungsaustausch - TN Erwartungen wieder einsammeln, Feedback von Veränderungen etc. - Rückenschmerzen sind keine schwerwiegende Erkrankung - Vermittlung von Entlastungsmöglichkeiten &beispielhafte Barrieren nennen - Vermittlung von Aktivität und Vermeidung von einseitiger Belastung
Methode	- Wissensvermittlung über KL und Einbezug der TN
Hinweise zur Durchführung	- Fragen an die Gruppe: Welche Hindernisse und Schwierigkeiten gibt es? Woran lag es? Wann ging es gut und wann nicht?
	Praxis
Lernziel	- Erlernen und Umsetzen von praktischen Handlungsmöglichkeiten zur Schmerzbewältigung
Lerninhalt	- Übungs- und Bewegungsformen von Entlastungshaltungen & -bewegungen - Übungen mit wohltuenden Auswirkungen mit dem Pezziball - Wiederholung und Festigung der Übungen für die Rumpfmuskulatur und Vertiefen des angeeigneten Wissens
Methode	- Demonstration durch KL, verbale Anweisungen durch KL, Durchführung der Übungen von TN mit Korrektur durch KL
Hinweise zur Durchführung	- aktives Umgehen mit Hindernissen
Medien P&T	- Beamer, Laptop, Matten, Pezzibälle

Trainingseinheit 7	

Themen-Schwerpunkt	T: Vermittlung von körperlichen Aktivitäten und Strategien zur aktiven Stabilisation der Wirbelsäule im Alltag P: Beeinflussung von Risikofaktoren & Stärkung der Selbstwirksamkeit (Aufbau von Strategien für Umgang mit Rückenschmerzen)

	Theorie
Lernziel	- körperliche Bewegung im Alltag fördern und die Wirkung beurteilen
Lerninhalt	- Rückblick auf die 6. Stunde und Erfahrungsaustausch - Förderung von Alltagsaktivitäten, wie Treppen steigen, Fahrrad nutzen, kurze Strecken zu Fuß gehen etc. - HA: Bewegungspausen einführen und umsetzten
Methode	- Wissensmittlung durch KL
Hinweise zur Durchführung	- TN sollen erfahren, dass regelmäßige Alltagbewegungen die allgemeine körperliche Fitness und das Wohlbefinden verbessern

	Praxis
Lernziel	- Beeinflussung von Risikofaktoren bezogen auf Furchtvermeidungsverhalten - Selbstwirksamkeit spüren und lernen - Verbessrung der Rücken- und Rumpfmuskulatur zur Stabilisierung des Rückens
Lerninhalt	- Übungsformen zur Aufmerksamkeitslenkung auf die Selbstwirksamkeit - Übungen zum Tragen, Heben, Bücken, Sitzen etc. - Übungen für ein Ganzkörpertraining
Methode	- Selbstwirksamkeitstraining - Demonstration durch KL, verbale Anweisungen durch KL, Durchführung der Übungen von TN mit Korrektur durch KL
Hinweise zur Durchführung	- aktive Muskelspannung zum Schutz bei jeder Bewegung oder Haltung
Medien P&T	- Beamer, Laptop, Musik, Matten

	Trainingseinheit 8
Themen-Schwerpunkt	T: Grundlagen und Strategien zur Verhaltensänderung am Arbeitsplatz sowie die bewusste Wahrnehmung von Barrieren und Stress P: Mobilisierung und Entspannung des Schulter- Nackenbereichs und Bewegung am Arbeitsplatz

	Theorie
Lernziel	- positive Beeinflussung von Stress, Eigenverantwortung und Erholung
Lerninhalt	- Rückblick auf die 7. Stunde und Erfahrungsaustausch - aktive Bewegungspausen, Entspannungs- und Ausgleichsübungen, Wahrnehmunslenkung auf positive Empfindungen
Methode	- Wissensvermittlung durch KL und Wahrnehmungsübungen
Hinweise zur Durchführung	- Sammlung von Teilnehmererinnerungen

	Praxis
Lernziel	- Strategien Erlernen gegen typische belastende Bewegungen am Arbeitsplatz

	- Erlernen von Entspannungs- und Lockerungsübungen am Arbeitsplatz
Lerninhalt	- Übungen zur positiven Bewegungen und Haltung am Arbeitsplatz wie z.B. Hinsetzten, Sitzen, Aufstehen etc. - Übungen zur Lockerung der Schulter-Nackenmuskulatur - HA: Umsetzung einzelner Übungen am Arbeitsplatz
Methode	- Gruppengespräch - Demonstration durch KL, verbale Anweisungen durch KL, Eigendurchführung der Übungen von TN mit Korrektur durch KL
Hinweise zur Durchführung	- Einüben der optimalen Haltung und Bewegungen am Arbeitsplatz
Medien P&T	Laptop, Beamer, Matten, Musik, Keilkissen

Trainingseinheit 9

Themen-Schwerpunkt	T: Bewältigungsstrategien entwickeln bei rückfälligen Verhaltensweisen P: Rückentrainingsparcours und Partnerentspannung

Theorie

Lernziel	- Rückblick auf die 8. Stunde und Erfahrungsaustausch - Erarbeitung und Besprechung von Verhaltensweisen bei Rückfällen und die Fähigkeit erlangen, bei Barrieren eigenständig Lösungen zu finden - Wichtigkeit von Zielen erkennen und diese genau definieren können
Lerninhalt	- Schmerzwahrnehmung ist aktiv beeinflussbar/positive Gedanken entwickeln - Wiederholung von Strategien im Umgang mit Schmerz
Methode	Wissensvermittlung durch KL und Gruppengespräche
Hinweise zur Durchführung	- Hinweis: Rückfälle werden sich nicht komplett verhindern lassen

Praxis

Lernziel	- Festigung der muskulären Stabilisation im Alltag - Kräftigung, Funktionsgymnastik, Mobilisation und Dehnung in verschiedenen Ausgangspostionen - Entspannung mit Partner
Lerninhalt	- Rückenparcours mit acht verschiedenen Stationen - Partnerentspannung wie z.B. Igelballmassage - HA: Heimprogramm überarbeiten unter Einbindung von Übungen aus dem Rückenparcours, Bewegungstagebuch zur nächsten Stunde mitbringen
Methode	- einzelne Übungen an den Stationen werden durch KL demonstriert, danach Eigenrealisation durch TN, Korrektur von KL
Hinweise zur Durchführung	- Wünsche für die letzte Stunde äußern - Hinweis auf folgenden Rückenkurs
Medien P&T	Beamer, Laptop, Matten, Igelbälle, Material für Stationen

Trainingseinheit 10

Themen-Schwerpunkt	T: Kooperation mit Fitness- und Gesundheitszentrum P: Zusammenfassung und Wiederholung der wichtigsten Rückenschulinhalte

Theorie

Lernziel	- Motivation zur eigenständigen Durchführung der erlernten Übungen bzw. Nutzung der Kompetenzen, Kursbewertung
Lerninhalt	- Informationen zu Kooperationen mit anderen Anbietern - Rückblick und Feedback der TN auf das Kursprogramm und auf das Bewegungstagebuch (Wurden die Ziele erreicht?) - Besprechung der Trainingsdokumentation - Auslegung Folgerückenschulkurs - Ausgabe Teilnehmerbescheinigungen - Handout Kursprogramm mit wichtigsten Zielen und Infos ausgeben
Methode	- Gruppengespräch, Vermittlung über KL
Hinweise zur Durchführung	- weitere Angebote bei Kostenträger oder Volkshochschulkursen
Praxis	
Lernziel	- eigenständige Durchführung der wichtigsten Übungen -Wiederholung von Selbsthilfestrategien
Lerninhalt	- Wiederholung zur Fortführung der wichtigsten Übungen für Zuhause (Heimprogramm) - Ganzkörpertraining - Phantasiereise
Methode	- KL gibt nur noch Korrekturhilfen und letzte Tipps für Zuhause
Hinweise zur Durchführung	- bestimmte Übungen auf Nachfrage durchführen
Medien P&T	- Laptop, Beamer, Matten, Fragebogen, Stifte, Handout, Musik

4 Dokumentation und Evaluation des Kurskonzeptes

Zur Wirksamkeitsüberprüfung des Kurskonzeptes führen die Teilenehmer gezielte Befragungen und diagnostische Testverfahren durch. Das heißt, es wird vor Trainingsbeginn eine Eingangs- und nach Trainingsende eine Ausgangsuntersuchung absolviert, in der die gleichen Testverfahren verwendet werden.

Dazu gehören die Erfassung der Selbstwirksamkeitserwartung zur sportlichen Aktivität, das Ausfüllen des Freiburger Fragebogens zur körperlichen Aktivität, die Bestimmung der Köperzellmasse mittels einer Bio-elektrischen Impedanzanalyse (Anhang 10) sowie die Messung der Kraftverhältnisse von Bauch- und Rückenmuskulatur anhand der DAVID-Kraftmessung (Anhang 9). Weiter werden bei der Eingangsuntersuchung ein Eingangsfragebogen (Anhang 2-4) und ein

Kontraindikationsbogen (Anhang 6-7) sowie bei der Ausgangsuntersuchung ein Ausgangsfragebogen (Anhang 11-13) ausgefüllt.

Tabelle 6 gibt Auskunft über das jeweilige Interventionsziel, den Zielindikator, die Erhebungsmethode und das – instrument sowie die Messzeitpunkte.

Tab. 6: Evaluation des Kurskonzeptes

Interventions-ziel	Zielindikator	Erhebungs-methode	Erhebungs-instrument	Messzeit-punkte (t)
Steigerung der körperlichen Fitness auf mindestens 150 min/Woche	körperliche Aktivität in Minuten pro Woche	standardisierte schriftliche Befragung	Freiburger Fragebogen zur körperlichen Aktivität	t_0= Wo vor Kursbeginn t_1= Wo nach Kursende
Verbesserung der Selbstwirksamkeitserwartung auf mindestens 8	Selbstwirksamkeitserwartung	standardisierte Befragung	Fragebogen zur Selbstwirksamkeitserwartung der sportlichen Aktivität	t_0= Wo vor Kursbeginn t_1= Wo nach Kursende
Verbesserung des Kraftverhältnises von Bauch- und Rückenmuskulatur um 3 %	Kraftmessung in Nm von Bauch- und Rückenmuskulatur	Biometrie (Kraftmessung)	computergeschützte muskuläre Funktionsanalyse (DAVID)	t_0= Wo vor Kursbeginn t_1= Wo nach Kursende
Aufbau der Körperzellmasse um 5 % des Ausgangsgewichts	Körperzellmasse (BCM)	Biometerie (BIA-Messung)	Bio-elektrische Impedanzanalyse (BIA)	t_0= Wo vor Kursbeginn t_1= Wo nach Kursende

22

5 Literaturverzeichnis

Borg, G. (2004). Anstrengungsempfinden und körperliche Aktivität. *Deutsches Ärzteblatt, 10* (15), 1016-1021.

Deutsche Rentenversicherung Bund (2012). *Statistik des Rentenzugangs. Rentenzugänge wegen verminderter Erwerbsfähigkeit in der Gesetzlichen Rentenversicherung.* Zugriff am 30.09.2013. Verfügbar unter http://www.gbe-bund.de/oowa921-in-stall/servlet/oowa/aw92/dboowasys921.xwdevkit/xwd_init?gbe.isgbetol/xs_sta rt_neu/&p_aid=i&p_aid=32068407&nummer=851&p_sprache=D&p_indsp=99 999999&p_aid=9210498

Froböse, I. (2008). *Die Deutsche Rückenstudie- Daten und Fakten zum Rückenschmerz.* Zugriff am 29.09.13. Verfügbar unter http://www.ingo-froboese.de/blog/die-deutsche-ruckenstudie-daten-und-fakten-zum-ruckenschmerz/

Kempf, H.-D. (2010). *Die neue Rückenschule.* Heidelberg: Springer.

Latza, U., Kohlmann, T., Deck, R. & Raspe, H. (2000). Influence of occupational factors on the relation between socialeconomic status and self-reported back pain in a population-based sample of German adults with back pain. *Spine, 25* (11), 1390-1397.

Lölligen, H. (2004). Das Anstrengungsempfinden (REP, Borg-Skala). *Deutsche Zeitschrift für Sportmedizin, 55* (11), 299-300.

Lühmann, D. (2005). Prävention von Rückenschmerz- Grundlangen und mögliche Interventionsstrategien. *Bewegungstherapie und Gesundheitssport, 21* (4), 138–145.

Pfeifer, K. (2007). *Rückengesundheit - Neue aktive Weg: Grundlagen und Module zur Planung von Kursen.* Köln: Dt. Ärzte-Verl.

Streicher, H. (2005). Neue Ansätze in der Rückenschule? Effekte einer therapeutischen Rückenschule mit integrativem propriozeptiv- koordinativen Training. *Deutsche Zeitschrift für Sportmedizin, 56* (4), 100-105.

Tutzschke, R., Borys, C., Nodop, B., Anders, C., Rößler, O., Strauß, B. & Scholle, H.-C. (2013). Die neue Rückenschule, Ergebnisse zur Wirksamkeit- Fazit für die Praxis. *Die Säule,* (2), 8-15.

Uhle, H. & Treier, M. (2011). *Betriebliches Gesundheitsmanagement. Gesundheitsförderung in der Arbeitswelt- Mitarbeiter einbinden, Prozesse gestalte, Erfolge messen.* Heidelberg: Springer.

Robert-Koch-Institut. (2012). *Rückenschmerzen. Heft 53.* Berlin: Robert-Koch-Institut (RKI).

Techniker Krankenkasse. (2012). *Gesundheitsreport der Techniker Krankenkasse mit Daten und Fakten zu Arbeitsunfähigkeiten und Arzneiverordnungen. Band 27.* Hamburg: Techniker Krankenkasse.

Wissenschaftliches Institut der AOK (2011). *Die 10/20/50 Erkrankungen mit den längsten Arbeitsunfähigkeitszeiten in Tagen bei AOK-Pflichtmitgliedern ohne Rentner.* Zugriff am 30.09.2013. Verfügbar unter http://www.gbe-bund.de/oowa921-in-stall/servlet/oowa/aw92/dboowasys921.xwdevkit/xwd_init?gbe.isgbetol/xs_start_neu/&p_aid=3&p_aid=23065713&nummer=685&p_sprache=D&p_indsp=-55008&p_aid=29502056

6 Abbildungs-, Tabellen- und Abkürzungsverzeichnis

6.1 Abbildungsverzeichnis

6.2 Tabellenverzeichnis

6.3 Abkürzungsverzeichnis

KL = Kursleiter

P = Praxis

T = Theorie

TN = Teilnehmer

Anhang

Anhang 1: Borg Skala

Stufe	subjektives Belastungsempfinden
6	
7	sehr, sehr leicht
8	
9	sehr leicht
10	
11	recht leicht
12	
13	etwas anstrengender
14	
15	anstrengend
16	
17	sehr anstrengend
18	
19	sehr, sehr anstrengend
20	

Abb. 1: Borg-Skala zur Erfassung des subjektiven Belastungsempfindens (Borg, 2004; Löllgen, 2004)

Anhang 2: Eingangsfragebogen (Seite 1)

Neue Rückenschule: Eingangs-Fragebogen

Liebe Teilnehmerin, lieber Teilnehmer,

wir möchten gerne Ihre persönlichen Bedürfnisse und Wünsche bei der Durchführung des Rückenschulkurses berücksichtigen. Deshalb möchten wir Sie bitten, diesen Fragebogen auszufüllen. Ihre Angaben werden anonym behandelt, so dass kein Rückschluss auf Ihre Person möglich ist. Der Datenschutz ist dabei voll gewährleistet.

Der Fragebogen enthält eine Reihe von Aussagen, die Sie bewerten sollen. Neben jeder Aussage finden Sie mehrere Kästchen. Dadurch können Sie sich ziemlich genau für eine Stufe entscheiden. Kreuzen Sie bitte das Kästchen an, das dem Ausmaß Ihrer Zustimmung am besten entspricht. Scheuen Sie sich nicht, auch extreme Werte anzukreuzen, wenn dies für Sie zutrifft. Es gibt dabei keine "richtigen" und keine "falschen" Angaben, es kommt auf Ihr persönliches Erleben an. Gehen Sie bei der Beantwortung der Fragen bitte der Reihe nach vor, Frage für Frage. Lassen Sie bitte keine Antworten aus. Für Ihre Mitarbeit möchten wir uns recht herzlich bedanken!

Datum: Ort:

Name, Vorname: Geburtsjahr:

1. Wie fühlen Sie sich momentan?   (bitte das passende Gesicht ankreuzen)

    1   2   3   4   5   6   7

2. Ich nehme an diesem Rückenschulkurs teil, weil ich

	trifft völlig zu	trifft ziemlich zu	teils-teils	trifft wenig zu	trifft gar nicht zu
meine Rückenbeschwerden lindern möchte.	[ ]	[ ]	[ ]	[ ]	[ ]
(erneuten) Rückenbeschwerden vorbeugen möchte.	[ ]	[ ]	[ ]	[ ]	[ ]
den Rat meines Arztes (Krankengymnasten) befolge.	[ ]	[ ]	[ ]	[ ]	[ ]
andere Menschen kennenlernen möchte.	[ ]	[ ]	[ ]	[ ]	[ ]
meine Körperhaltung verbessern möchte.	[ ]	[ ]	[ ]	[ ]	[ ]
etwas für meine Gesundheit tun möchte.	[ ]	[ ]	[ ]	[ ]	[ ]
mich bewegen möchte.	[ ]	[ ]	[ ]	[ ]	[ ]

Abb. 2: Eingangsfragebogen, Seite 1 (Kempf, 2010, Zusatzmaterial von CD-ROM)

27

Anhang 3: Eingangsfragebogen (Seite 2)

2. Ich nehme an diesem Rückenschulkurs teil, weil ich

	trifft völlig zu	trifft ziem- lich zu	teils-teils	trifft wenig zu	trifft gar nicht zu
etwas gegen meine Verspannungen tun möchte.	[ ]	[ ]	[ ]	[ ]	[ ]
bei der Arbeit einseitigen Haltungen ausgesetzt bin.	[ ]	[ ]	[ ]	[ ]	[ ]
meine Leistungsfähigkeit verbessern möchte.	[ ]	[ ]	[ ]	[ ]	[ ]
rückenfreundliche Verhaltensweisen erlernen möchte.	[ ]	[ ]	[ ]	[ ]	[ ]
etwas für mein Herz-Kreislauf-System tun möchte	[ ]	[ ]	[ ]	[ ]	[ ]
durch Wirbelsäulengymnastik meine Muskulatur trainieren möchte.	[ ]	[ ]	[ ]	[ ]	[ ]
mich entspannen möchte.	[ ]	[ ]	[ ]	[ ]	[ ]
bewußter meinen Körper erleben möchte.	[ ]	[ ]	[ ]	[ ]	[ ]
einen Ausgleich zur täglichen Belastung suche. ..	[ ]	[ ]	[ ]	[ ]	[ ]
Spaß und Freude in der Gruppe haben möchte. ..	[ ]	[ ]	[ ]	[ ]	[ ]
aus meinem Alltagstrott herauskommen möchte.	[ ]	[ ]	[ ]	[ ]	[ ]
Informationen über den Rücken bekommen möchte.	[ ]	[ ]	[ ]	[ ]	[ ]

3. Wie stark achten Sie im allgemeinen auf Ihre Gesundheit?

sehr stark	stark	etwas	wenig	überhaupt nicht
[ ]	[ ]	[ ]	[ ]	[ ]

4. Welche Meinung haben Sie darüber, wie sehr man seine eigene Gesundheit beeinflussen kann?

sehr stark	stark	etwas	wenig	überhaupt nicht
[ ]	[ ]	[ ]	[ ]	[ ]

5. Wie würden Sie Ihren gegenwärtigen Gesundheitszustand beschreiben?

sehr stark	stark	etwas	wenig	überhaupt nicht
[ ]	[ ]	[ ]	[ ]	[ ]

6. Wie würden Sie Ihren gegenwärtigen Fitnesszustand beschreiben?

sehr gut	gut	zufrieden- stellend	weniger gut	schlecht
[ ]	[ ]	[ ]	[ ]	[ ]

7. Was tun Sie schon jetzt bewusst für Ihre Gesundheit? ....

8. Sind Sie regelmäßig sportlich aktiv?   [ ] ja   [ ] nein

→wenn ja, wie oft in der Woche?   ____ mal pro Woche

→wenn ja, wie viele Stunden insgesamt ?   ____ Stunden pro Woche

Abb. 3: Eingangsfragebogen, Seite 2 (Kempf, 2010, Zusatzmaterial von CD-ROM)

Anhang 4: Eingangsfragebogen (Seite 3)

	so gut wie nie	einige Male im Jahr	ein paarmal im Monat	2-3 pro Woche	(fast) täglich
9. Wie häufig leiden Sie unter					
. Rückenschmerzen?	[ ]	[ ]	[ ]	[ ]	[ ]
. Nackenschmerzen?	[ ]	[ ]	[ ]	[ ]	[ ]
. Kopfschmerzen?	[ ]	[ ]	[ ]	[ ]	[ ]
. Schulterschmerzen?	[ ]	[ ]	[ ]	[ ]	[ ]
. Schmerzen in den Armen und Händen?	[ ]	[ ]	[ ]	[ ]	[ ]
. Schmerzen in den Beinen oder Füßen?	[ ]	[ ]	[ ]	[ ]	[ ]
. Schmerzen in Gelenken?	[ ]	[ ]	[ ]	[ ]	[ ]
. Augenbeschwerden?	[ ]	[ ]	[ ]	[ ]	[ ]

	Ich habe keine Schmerzen	eher leicht	Störend, aber zu ertragen	Gerade noch zu ertragen	Uner- träglich
10. Wie stark sind durchschnittlich Ihre					
. Rückenschmerzen?	[ ]	[ ]	[ ]	[ ]	[ ]
. Nackenschmerzen?	[ ]	[ ]	[ ]	[ ]	[ ]
. Kopfschmerzen?	[ ]	[ ]	[ ]	[ ]	[ ]
. Schulterschmerzen?	[ ]	[ ]	[ ]	[ ]	[ ]
. Schmerzen in den Armen und Händen?	[ ]	[ ]	[ ]	[ ]	[ ]
. Schmerzen in den Beinen oder Füßen?	[ ]	[ ]	[ ]	[ ]	[ ]
. Schmerzen in Gelenken?	[ ]	[ ]	[ ]	[ ]	[ ]
. Augenbeschwerden?	[ ]	[ ]	[ ]	[ ]	[ ]

11. Wie stark sind heute Ihre   [ ]   [ ]   [ ]   [ ]   [ ]
Rückenschmerzen?

12. Haben Sie wegen Rückenbeschwerden schon einmal einen Arzt   ja   nein
aufgesucht?   [ ]   [ ]
→ wie lautet die Diagnose?
....

13. Wurden Sie wegen Rückenbeschwerden schon operiert?   ja   nein
[ ]   [ ]

14. Wurden Sie wegen Rückenbeschwerden während des letzten   ja   nein
Jahres krankengymnastisch behandelt?   [ ]   [ ]

15. Haben Sie innerhalb des letzten Jahres wegen Rückenbe-   ja   nein
schwerden Anwendungen, z.B. Massagen, Fango, Bestrahlung,   [ ]   [ ]
Bäder erhalten?

Abb. 4.Eingangsfragebogen, Seite 3 (Kempf, 2010, Zusatzmaterial von CD-ROM)

Anhang 5: Eingangsfragebogen (Seite 4)

16. Wurden Sie wegen Ihrer Rückenprobleme in der Vergangenheit krankgeschrieben?

ja [ ]   nein [ ]

17. Nehmen Sie regelmäßig Medikamente ein?

ja [ ]   nein [ ]

18. Sind bei Ihnen andere Erkrankungen bekannt?

ja   nein

Herz-Kreislauf-Erkrankungen (Bluthochdruck ...) ?   [ ]   [ ]

Asthma ?   [ ]   [ ]

Andere ?   [ ]   [ ]

19. Fühlen Sie sich in Ihrem Arbeitsalltag belastet durch

	sehr stark	stark	etwas	wenig	über- haupt nicht
schweres Heben und Tragen ?	[ ]	[ ]	[ ]	[ ]	[ ]
langes Stehen ?	[ ]	[ ]	[ ]	[ ]	[ ]
langes Sitzen ?	[ ]	[ ]	[ ]	[ ]	[ ]
einseitige Körperhaltungen ?	[ ]	[ ]	[ ]	[ ]	[ ]
Arbeiten am Bildschirm ?	[ ]	[ ]	[ ]	[ ]	[ ]
Überstunden, Schicht, Nachtschicht?	[ ]	[ ]	[ ]	[ ]	[ ]
Klima, Hitze, Kälte, Nässe ?	[ ]	[ ]	[ ]	[ ]	[ ]
Rauch, Staub, Gase, Dämpfe ?	[ ]	[ ]	[ ]	[ ]	[ ]
Öl, Fett, Dreck ?	[ ]	[ ]	[ ]	[ ]	[ ]
Lärm ?	[ ]	[ ]	[ ]	[ ]	[ ]
Arbeitsklima allgemein	[ ]	[ ]	[ ]	[ ]	[ ]
Probleme mit Kollegen / Vorgesetzten	[ ]	[ ]	[ ]	[ ]	[ ]
	[ ]	[ ]	[ ]	[ ]	[ ]

20. Sehen Sie einen Zusammenhang zwischen Ihren Beschwerden und Ihrem Arbeitsalltag?

[ ]   [ ]   [ ]   [ ]   [ ]

21. Glauben Sie, dass sich die von Ihnen in der vorigen Frage genannten Belastungen reduzieren oder gar ganz abstellen lassen?

ja [ ]   nein [ ]   weiß nicht [ ]

→ Wenn ja, was schlagen Sie vor?

Abb. 5: Eingangsfragebogen, Seite 4 (Kempf, 2010, Zusatzmaterial von CD-ROM)

30

Anhang 6: Kontraindikationsbogen (Seite 1)

Kontraindikationsbogen der
Konföderation der deutschen Rückenschulen

Eingangsfragebogen zur Abschätzung des gesundheitlichen Risikos
für Sporttreibende

Mit Hilfe der folgenden Fragen möchten wir einen Eindruck von Ihrer individuellen Belastbarkeit und sportlichen Vorerfahrung erhalten. Wir benötigen diese Informationen, um ein auf Ihre Bedürfnisse abgestimmtes Kursprogramm entwickeln zu können. Sämtliche Angaben unterliegen der Schweigepflicht und den geltenden Datenschutzbestimmungen.

Konföderation der
deutschen Rückenschulen

Name: _____

Vorname: _____

Geburtsdatum: _____

Geschlecht:

☐ männlich

☐ weiblich

1. **Wie würden Sie Ihre Tätigkeit im Beruf beschreiben?**

   ☐ überwiegend sitzend　　☐ überwiegend stehend　　☐ überwiegend in Bewegung

2. **Wie viel körperliche Anstrengung erfordert diese Tätigkeit?**

   ☐ keine besondere Anstrengung　　☐ mäßige körperliche Anstrengung　　☐ hohe körperliche Anstrengung

3. **Haben Sie derzeit Schmerzen?**

   ☐ Ja　　☐ Nein

3a. **Wenn „Ja", wo haben Sie Schmerzen?** (bitte einzeichnen !)

3b. **Wenn „Ja", wann haben Sie Schmerzen?**

   ☐ konstant　　☐ belastungsabhängig　　☐ hin und wieder　　☐ eher selten

4. **Wie stark schätzen Sie Ihre Schmerzen zur Zeit ein?**

   (0 = keine Schmerzen - 10=die schlimmsten vorstellbaren Schmerzen)

   0　　1　　2　　3　　4　　5　　6　　7　　8　　9　　10

5. **Wie stark fühlen Sie sich durch Ihre Schmerzen in Ihren Tätigkeiten und Bedürfnissen eingeschränkt?**

   (0 = gar nicht – 10 = absolut)

   0　　1　　2　　3　　4　　5　　6　　7　　8　　9　　10

Abb. 6: Kontraindikationsbogen, Seite 1 (Kempf, 2010, Zusatzmaterial von CD-ROM)

Anhang 7: Kontraindikationsbogen (Seite 2)

6. Wurden bei Ihnen eine der folgenden Erkrankungen des Bewegungssystems von einem Arzt festgestellt?

☐ Nein   ☐ Arthrose   ☐ M. Bechterew
☐ Bandscheibenvorfall   ☐ Osteoporose   ☐ entzündliches Rheuma
☐ Skoliose   ☐ sonstige Rückenleiden

☐ Unfallfolgen, und zwar _____

☐ Operationen, und zwar _____

☐ sonstiges, und zwar _____

6a. Sind Sie zur Zeit wegen dieser Erkrankungen in ärztlicher oder physiotherapeutischer Behandlung?

☐ Ja   ☐ Nein

7. Wurde bei Ihnen eine der folgenden Erkrankungen des Herz- Kreislaufsystems oder der Atmungsorgane von einem Arzt festgestellt?

☐ Nein   ☐ hoher Blutdruck   ☐ Herzinfarkt
☐ Herzinsuffizienz / Schwäche   ☐ Angina pectoris   ☐ Herzmuskelentzündung
☐ Asthma bronchiale   ☐ chronische Bronchitis
☐ insulinpflichtiger Diabetes   ☐ obstruktive Atemwegserkrankungen
☐ sonstige, und zwar _____

7a. Fühlen Sie sich durch die genannte Erkrankung in der körperlichen Aktivität eingeschränkt?

☐ Ja   ☐ Nein

7b. Sind Sie zur Zeit wegen dieser Erkrankungen in ärztlicher Behandlung?

☐ Ja   ☐ Nein

Haftungsausschlussvereinbarung

Im Rahmen der Beratungen und Kursangebote werden Ihnen Empfehlungen zur Ernährung, Bewegung und Entspannung, unter anderem auch zu speziellen Krankheitsbildern gegeben. Diese Empfehlungen basieren auf den von Ihnen gemachten Angaben und werden nach bestem Wissen und Kenntnisstand gegeben. Bei der Umsetzung der Empfehlungen ist aber eine genaue „Dosierung", entsprechend Ihres Zustandes, notwendig.

Sie haben bereits den Eingangsfragebogen ausgefüllt. Ausdrücklich geben wir deshalb nochmals zu bedenken, dass bei bestimmten Indikationen grundsätzlich das Einverständnis und/oder eine Abklärung mit dem Hausarzt oder Facharzt notwendig ist.

Zu diesen Indikationen gehören unter anderem:
- Zustand nach einem abgelaufenen Herzinfarkt oder Schlaganfall
- Verengung der Herzkranzgefäße (sog. Koronare Herzkrankheit)
- Bestimmte Formen von Herzrhythmusstörungen
- Blutdruck systolisch über 160 mmHg und/oder diastolisch über 95 mmHg
- Diabetes mellitus Typ I und II
- Zustand bei akutem oder postoperativem Bandscheibenvorfall
- Tumorerkrankungen

Diese Aufzählung erhebt keinerlei Anspruch auf Vollständigkeit.

Beachten Sie, dass vor Beginn des Kursangebots und vor allem auch nach der Intervention keine Schmerzen auftreten sollten. In diesem Fall ist der Kursleiter darauf hinzuweisen und zwingend der Arzt aufzusuchen.

Alle Kurse in den Bereichen Bewegung und Entspannung/Stressbewältigung setzen einen guten Gesundheitszustand voraus. Zwar sind auch im Falle einer der genannten Erkrankungen Präventionsprogramme sinnvoll, aber um mögliche Zwischenfälle auszuschließen, ist in allen oben genannten Fällen eine medizinische Abklärung notwendig. Sollten Sie in dem ein oder anderen Bereich Probleme haben, z. B. Rückenbeschwerden, Herz-Kreislauf-Probleme, psychische Erkrankungen, andere ungeklärte Symptome oder über den Schweregrad einer Erkrankung unsicher sein, sprechen Sie bitte vor der Kursanmeldung mit Ihrem Haus-, Fach- oder Werksarzt.

Jegliche Teilnahme an Ernährungs-, Bewegungs- bzw. Entspannungsprogrammen erfolgt auf eigene Verantwortung. Eine Haftung für Zwischenfälle bei der Umsetzung von Empfehlungen kann nicht übernommen werden.

Hiermit bestätige ich die Kenntnisnahme des obigen Sachverhaltes und den Eingangsfragebogen wahrheitsgemäß ausgefüllt zu haben.

Ort:_____   Datum:_____   Unterschrift:_____

Abb. 7: Kontraindikationsbogen, Seite 2 (Kempf, 2010, Zusatzmaterial von CD-ROM)

Anhang 8: Bewegungstagebuch

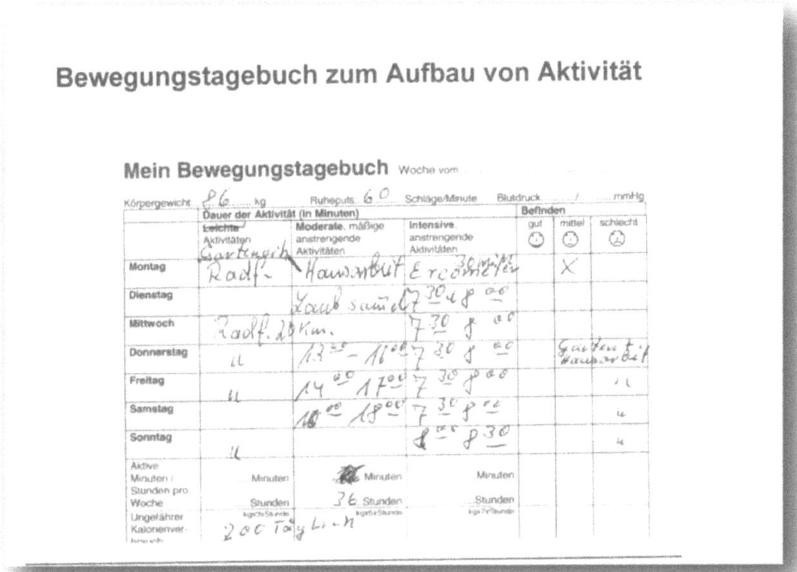

Abb. 8: Bewegungstagebuch (Kempf, 2010, Zusatzmaterial von CD-ROM)

Anhang 9: Kraftmessung

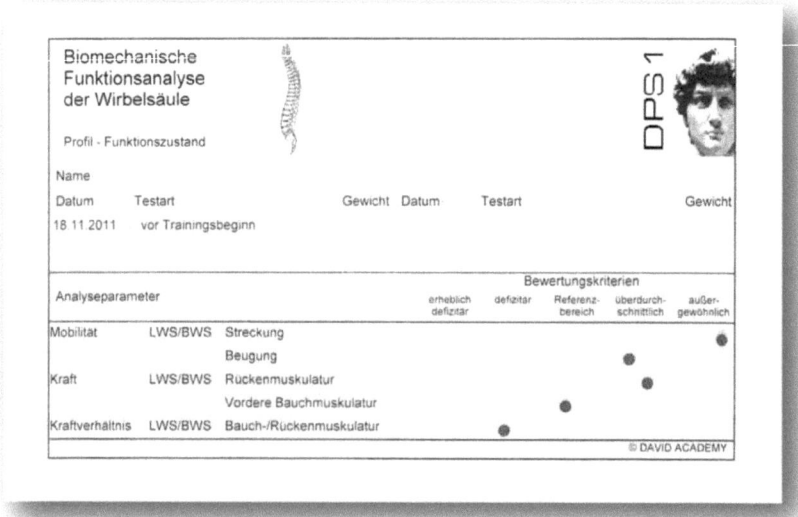

Abb. 9: Ausdruck einer computergeschützten muskulären Funktionsanalyse (DAVID)

Anhang 10: BIA-Messung

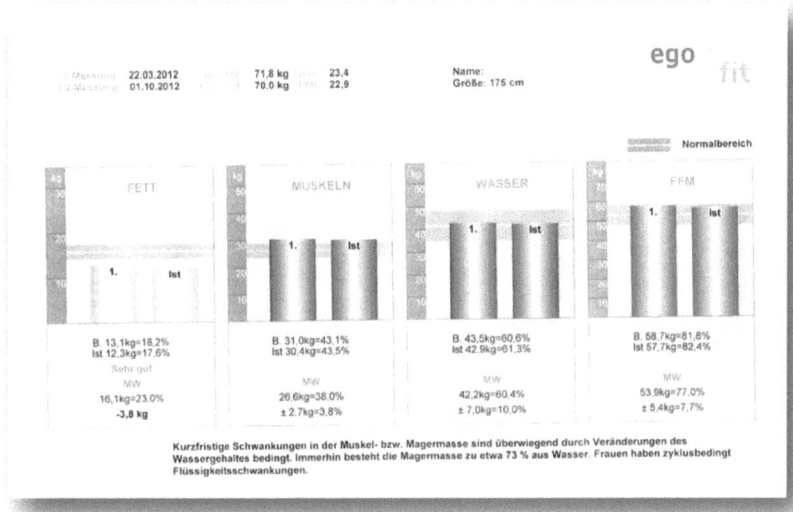

Abb. 10: Ausdruck einer Bio-Impedanzanalyse

Anhang 11: Ausgangsfragebogen (Seite 1)

Neue Rückenschule: Abschluss-Fragebogen

Liebe Teilnehmerin, lieber Teilnehmer,

dieser Fragebogen dient ganz allgemein der Qualitätssicherung des durchgeführten Kurses. Er enthält eine Reihe von Aussagen, die Sie bewerten sollen. Neben jeder Aussage finden Sie mehrere Kästchen. Dadurch können Sie sich ziemlich genau für eine Stufe entscheiden. Kreuzen Sie bitte das Kästchen an, das dem Ausmaß Ihrer Zustimmung am besten entspricht. Selbstverständlich ist das Ausfüllen des Fragebogens freiwillig. Ihre Angaben werden anonym behandelt, so dass kein Rückschluss auf Ihre Person möglich ist. Ihre Meinung ist uns wichtig!

Vielen Dank! Ihr Kursteam

Kursleiter: Datum: Ort:

Geschlecht: m [ ] / w [ ]   Alter:

1. Wie fühlen Sie sich momentan?   (bitte das passende Gesicht ankreuzen)

       1   2   3   4   5   6   7

	zu groß	gerade richtig	zu klein
2. Wie war die Gruppengröße?	[ ]	[ ]	[ ]

	zu umfangreich	gerade richtig	nicht ausreichend
3. Wie empfanden Sie den Umfang der Kursinhalte?	[ ]	[ ]	[ ]

	zu lang	gerade richtig	zu kurz
4. Wie empfanden Sie die Kursdauer?	[ ]	[ ]	[ ]

5. Wie wichtig waren Ihnen im Nachhinein die einzelnen Kursinhalte?

	sehr wichtig für mich				sehr unwichtig für mich
1. Theoretische Informationen	[ ]	[ ]	[ ]	[ ]	[ ]
2. Kleine Spiele / Herz-Kreislauf-Schulung	[ ]	[ ]	[ ]	[ ]	[ ]
3. Haltungsschulung	[ ]	[ ]	[ ]	[ ]	[ ]
4. Funktionelle Gymnastik	[ ]	[ ]	[ ]	[ ]	[ ]
5. Entspannung	[ ]	[ ]	[ ]	[ ]	[ ]

36

Anhang 12: Ausgangsfragebogen (Seite 2)

6. Wie haben Ihnen die einzelnen Kursinhalte gefallen?

	sehr gut	gut	mittel	weniger gut	gar nicht
1. Theoretische Infomationen	[ ]	[ ]	[ ]	[ ]	[ ]
2. Kleine Spiele / Herz-Kreislauf-Schulung	[ ]	[ ]	[ ]	[ ]	[ ]
3. Haltungsschulung	[ ]	[ ]	[ ]	[ ]	[ ]
4. Funktionelle Gymnastik	[ ]	[ ]	[ ]	[ ]	[ ]
5. Entspannung	[ ]	[ ]	[ ]	[ ]	[ ]

7. Wie empfanden Sie die Kursleitung?

	sehr	ziemlich	genügend	mäßig	gar nicht
1. ansprechend	[ ]	[ ]	[ ]	[ ]	[ ]
2. anregend / motivierend	[ ]	[ ]	[ ]	[ ]	[ ]
3. auf mich eingehend	[ ]	[ ]	[ ]	[ ]	[ ]
4. fachkundig	[ ]	[ ]	[ ]	[ ]	[ ]
5. sicher	[ ]	[ ]	[ ]	[ ]	[ ]
6. verständlich	[ ]	[ ]	[ ]	[ ]	[ ]

8. Ich bin mit den ausgehändigten Kursmaterialien zufrieden?

sehr	ziemlich	genügend	mäßig	gar nicht
[ ]	[ ]	[ ]	[ ]	[ ]

9. Ich bin mit den Rahmenbedingungen zufrieden?

sehr	ziemlich	genügend	mäßig	gar nicht
[ ]	[ ]	[ ]	[ ]	[ ]

10. Ich bin mit der Kursatmosphäre zufrieden?

sehr	ziemlich	genügend	mäßig	gar nicht
[ ]	[ ]	[ ]	[ ]	[ ]

11. Wie sind Ihre Kurserfahrungen?

	trifft völlig zu	trifft ziem- lich zu	teils- teils	trifft wenig zu	trifft gar nicht zu
1. Meine Erwartungen, die ich an den Rückenschul- kurs geknüpft habe, haben sich erfüllt.	[ ]	[ ]	[ ]	[ ]	[ ]
2. Mein Befinden hat sich durch die Kursteilnahme positiv verändert.	[ ]	[ ]	[ ]	[ ]	[ ]
3. Die Kursinhalte lassen sich auf meinen Arbeitsplatz übertragen.	[ ]	[ ]	[ ]	[ ]	[ ]
4. Ich weiß, wie ich Verspannungen und Rückenbeschwerden vorbeugen kann.	[ ]	[ ]	[ ]	[ ]	[ ]
5. Ich kann beurteilen, welche Verhaltensweisen meinem Rücken eher schaden.	[ ]	[ ]	[ ]	[ ]	[ ]
6. Mein Verhalten ist seit dem Kurs rückenfreundlicher geworden.	[ ]	[ ]	[ ]	[ ]	[ ]
7. Die im Kurs vermittelten Inhalte kann ich in meiner Freizeit anwenden.	[ ]	[ ]	[ ]	[ ]	[ ]

Abb. 12: Abschlussfragebogen, Seite 2 (Kempf, 2010, Zusatzmaterial von CD-ROM)

Anhang 13: Ausgangsfragebogen (Seite 3)

11. Wie sind Ihre Kurserfahrungen?

<table>
<tr><td></td><td>trifft
völlig zu</td><td>trifft ziem-
lich zu</td><td>teils-
teils</td><td>trifft
wenig zu</td><td>trifft gar
nicht zu</td></tr>
<tr><td>8. Mir sind die Zusammenhänge zwischen dem täglichen Verhalten und den Rückenschmerzen klar geworden. .....</td><td>[ ]</td><td>[ ]</td><td>[ ]</td><td>[ ]</td><td>[ ]</td></tr>
<tr><td>9. Ich übe zu Hause regelmäßig mit den im Kurs gelernten Übungen. .....</td><td>[ ]</td><td>[ ]</td><td>[ ]</td><td>[ ]</td><td>[ ]</td></tr>
<tr><td>10. Ich weiß was ich bei Rückenschmerzen tun kann. .....</td><td>[ ]</td><td>[ ]</td><td>[ ]</td><td>[ ]</td><td>[ ]</td></tr>
</table>

12. Möchten Sie an einem weiteren Kurs teilnehmen?   [ ] ja   [ ] nein

wenn ja, an welchem ?

13. Würden Sie den Kurs einem Freund   [ ] ja   [ ] nein
weiterempfehlen?

14. Was hat Ihnen am Kurs weniger gefallen und sollte zukünftig verbessert werden?

15. Was hat Ihnen am Kurs besonders gut gefallen und sollte beibehalten werden?

Abb. 13: Abschlussfragebogen, Seite 3 (Kempf, 2010, Zusatzmaterial von CD-ROM)